SITZUNGSBERICHTE DER SÄCHSISCHEN AKADEMIE
DER WISSENSCHAFTEN ZU LEIPZIG

Mathematisch-naturwissenschaftliche Klasse
Band 105 · Heft 2

GEORG MERREM

DIE KLINISCH-BIOLOGISCHE WERTIGKEIT DER HIRNGESCHWÜLSTE

Mit 7 Abbildungen und 2 Tabellen

AKADEMIE-VERLAG · BERLIN

1962

BERICHTE ÜBER DIE VERHANDLUNGEN DER SÄCHSISCHEN AKADEMIE DER WISSENSCHAFTEN ZU LEIPZIG

MATHEMATISCH-NATURWISSENSCHAFTLICHE KLASSE

Band 97

Heft 1 Prof. Dr. ERICH STRACK / Beobachtungen über den endogenen Anteil des Kot-Stickstoffs 24 Seiten — 8° — 1949 — DM 2,50 *(vergriffen)*

Heft 2 Prof. Dr. ERNST HÖLDER / Über die Variationsprinzipe der Mechanik der Kontinua 13 Seiten — 8° — 1950 — DM 2,75 *(vergriffen)*

Heft 3 Dr. H. GERSTNER / Dr. H. BAARK / Dr. H. GRAUL / Der Wechselstromwiderstand der Froschhaut 25 Seiten — 8° — 1950 — DM 2,75 *(vergriffen)*

Heft 4 Prof. Dr. HERBERT BECKERT / Existenz- und Eindeutigkeitsbeweise für das Differenzenverfahren zur Lösung des Anfangswertproblems, des gemischten Anfangs-Randwert- und des charakteristischen Problems einer hyperbolischen Differentialgleichung zweiter Ordnung mit zwei unabhängigen Variablen 42 Seiten — 8° — 1950 — DM 9,— *(vergriffen)*

Heft 5 Prof. Dr. HERBERT BECKERT / Über quasilineare hyperbolische Systeme partieller Differentialgleichungen erster Ordnung mit zwei unabhängigen Variablen. Das Anfangswertproblem, die gemischte Anfangs-Randwertaufgabe, das charakteristische Problem 68 Seiten — 8° — 1950 — DM 14,50 *(vergriffen)*

Heft 6 Prof. Dr.-Ing. ENNO HEIDEBROEK / Das Verhalten von zähen Flüssigkeiten, insbesondere Schmierflüssigkeiten, in engen Spalten Nachdruck — 40 Seiten — 24 Abbildungen — 8° — 1952 — DM 5,80 *(vergriffen)*

Heft 7 Prof. Dr. HANS SCHUBERT / Über eine lineare Integrodifferentialgleichung mit Zusatzkern 52 Seiten — 8° — 1950 — DM 9,25 *(vergriffen)*

Heft 8 Dipl.-Phys. HERMAR KRUPP / Bestimmung der allgemeinen Lösung der Schrödinger-Gleichung für Coulomb-Potential 28 Seiten — 8° — 1950 — DM 5,50 *(vergriffen)*

Band 98

Heft 1 Prof. Dr. WALTER SCHNEE / Über magische Quadrate und lineare Gitterpunktprobleme 48 Seiten — 8° — 1951 — DM 4,65 *(vergriffen)*

Heft 2 Prof. Dr.-Ing. ENNO HEIDEBROEK / Über die Beziehungen zwischen Schmierung und Verschleiß bei geschmierter Gleitreibung Nachdruck — 36 Seiten — 5 Abbildungen — 8° — 1954 — DM 2,75

Heft 3 Prof. Dr.-Ing. e. h. KARL KEGEL / Der Salzstock Mirowo bei Provadia in Bulgarien 26 Seiten — 9 Abbildungen — 8° — 1951 — DM 3,— *(vergriffen)*

Heft 4 Prof. Dr. HERBERT BECKERT / Prof. Dr. HANS SALIÉ / Bemerkungen über die Verbiegung hyperbolisch gekrümmter Flächenstücke / Über Abels Verallgemeinerung der binomischen Formel 22 Seiten — 2 Abbildungen — 8° — 1951 — DM 2,25 *(vergriffen)*

Heft 5 Prof. Dr. ERICH STRACK / Die Dauerinfusion als Verfahren zur Erforschung des Kohlenhydratstoffwechsels des Tierkörpers 20 Seiten — 8° — 1952 — DM 2,— *(vergriffen)*

Band 99

Heft 1 Prof. Dr. HEINRICH BRANDT / Über das quadratische Reziprozitätsgesetz 18 Seiten — 8° — 1951 — DM 1,90 *(vergriffen)*

Heft 2 Prof. Dr. GEORG SPACKELER / Der Gebirgsdruck und seine Beherrschung durch den Bergmann 36 Seiten — 12 Abbildungen — 8° — 1951 — DM 1,65 *(vergriffen)*

Heft 3 Prof. Dr. ERNST DIEPSCHLAG / Die Anwendbarkeit der Regelungstechnik in der Hüttenindustrie 38 Seiten — 12 Abbildungen — 8° — 1952 — DM 3,90

BERICHTE ÜBER DIE VERHANDLUNGEN DER SÄCHSISCHEN AKADEMIE DER WISSENSCHAFTEN ZU LEIPZIG

MATHEMATISCH-NATURWISSENSCHAFTLICHE KLASSE

Band 97

Heft 1 Prof. Dr. ERICH STRACK / Beobachtungen über den endogenen Anteil des Kot-Stickstoffs
24 Seiten – 8° – 1949 – DM 2,50 *(vergriffen)*

Heft 2 Prof. Dr. ERNST HÖLDER / Über die Variationsprinzipe der Mechanik der Kontinua
13 Seiten – 8° – 1950 – DM 2,75 *(vergriffen)*

Heft 3 Dr. H. GERSTNER / Dr. H. BAARK / Dr. H. GRAUL / Der Wechselstromwiderstand der Froschhaut
25 Seiten – 8° – 1950 – DM 2,75 *(vergriffen)*

Heft 4 Prof. Dr. HERBERT BECKERT / Existenz- und Eindeutigkeitsbeweise für das Differenzenverfahren zur Lösung des Anfangswertproblems, des gemischten Anfangs-Randwert- und des charakteristischen Problems einer hyperbolischen Differentialgleichung zweiter Ordnung mit zwei unabhängigen Variablen
42 Seiten – 8° – 1950 – DM 9,– *(vergriffen)*

Heft 5 Prof. Dr. HERBERT BECKERT / Über quasilineare hyperbolische Systeme partieller Differentialgleichungen erster Ordnung mit zwei unabhängigen Variablen. Das Anfangswertproblem, die gemischte Anfangs-Randwertaufgabe, das charakteristische Problem
68 Seiten – 8° – 1950 – DM 14,50 *(vergriffen)*

Heft 6 Prof. Dr.-Ing. ENNO HEIDEBROEK / Das Verhalten von zähen Flüssigkeiten, insbesondere Schmierflüssigkeiten, in engen Spalten
Nachdruck – 40 Seiten – 24 Abbildungen – 8° – 1952 – DM 5,80 *(vergriffen)*

Heft 7 Prof. Dr. HANS SCHUBERT / Über eine lineare Integrodifferentialgleichung mit Zusatzkern
52 Seiten – 8° – 1950 – DM 9,25 *(vergriffen)*

Heft 8 Dipl.-Phys. HERMAR KRUPP / Bestimmung der allgemeinen Lösung der Schrödinger-Gleichung für Coulomb-Potential
28 Seiten – 8° – 1950 – DM 5,50 *(vergriffen)*

Band 98

Heft 1 Prof. Dr. WALTER SCHNEE / Über magische Quadrate und lineare Gitterpunktprobleme
48 Seiten – 8° – 1951 – DM 4,65 *(vergriffen)*

Heft 2 Prof. Dr.-Ing. ENNO HEIDEBROEK / Über die Beziehungen zwischen Schmierung und Verschleiß bei geschmierter Gleitreibung
Nachdruck – 36 Seiten – 5 Abbildungen – 8° – 1954 – DM 2,75

Heft 3 Prof. Dr.-Ing. e. h. KARL KEGEL / Der Salzstock Mirowo bei Provadia in Bulgarien
26 Seiten – 9 Abbildungen – 8° – 1951 – DM 3,– *(vergriffen)*

Heft 4 Prof. Dr. HERBERT BECKERT / Prof. Dr. HANS SALIÉ / Bemerkungen über die Verbiegung hyperbolisch gekrümmter Flächenstücke / Über Abels Verallgemeinerung der binomischen Formel
22 Seiten – 2 Abbildungen – 8° – 1951 – DM 2,25 *(vergriffen)*

Heft 5 Prof. Dr. ERICH STRACK / Die Dauerinfusion als Verfahren zur Erforschung des Kohlenhydratstoffwechsels des Tierkörpers
20 Seiten – 8° – 1952 – DM 2,– *(vergriffen)*

Band 99

Heft 1 Prof. Dr. HEINRICH BRANDT / Über das quadratische Reziprozitätsgesetz
18 Seiten – 8° – 1951 – DM 1,90 *(vergriffen)*

Heft 2 Prof. Dr. GEORG SPACKELER / Der Gebirgsdruck und seine Beherrschung durch den Bergmann
36 Seiten – 12 Abbildungen – 8° – 1951 – DM 1,65 *(vergriffen)*

Heft 3 Prof. Dr. ERNST DIEPSCHLAG / Die Anwendbarkeit der Regelungstechnik in der Hüttenindustrie
38 Seiten – 12 Abbildungen – 8° – 1952 – DM 3,90

SITZUNGSBERICHTE DER SÄCHSISCHEN AKADEMIE
DER WISSENSCHAFTEN ZU LEIPZIG

Mathematisch-naturwissenschaftliche Klasse
Band 105 · Heft 2

GEORG MERREM

DIE KLINISCH-BIOLOGISCHE WERTIGKEIT DER HIRNGESCHWÜLSTE

Mit 7 Abbildungen und 2 Tabellen

AKADEMIE-VERLAG · BERLIN

1962

SITZUNGSBERICHTE DER SÄCHSISCHEN AKADEMIE
DER WISSENSCHAFTEN ZU LEIPZIG

Mathematisch-naturwissenschaftliche Klasse
Band 105 · Heft 2

GEORG MERREM

DIE KLINISCH-BIOLOGISCHE WERTIGKEIT DER HIRNGESCHWÜLSTE

Mit 7 Abbildungen und 2 Tabellen

AKADEMIE-VERLAG · BERLIN

1962

Vorgetragen in der Sitzung vom 12. Februar 1962
Manuskript eingeliefert am 12. Februar 1962
Druckfertig erklärt am 3. August 1962

Erschienen im Akademie-Verlag GmbH, Berlin W 8, Leipziger Straße 3–4

Lizenznummer: 202 · 100/418/62
Gesamtherstellung: VEB Druckhaus „Maxim Gorki", Altenburg
Bestellnummer: 2027/105/2 · ES 17 E, 17 R, 17 O · Preis: DM 1,90

Die Geschwülste des Schädelinneren weisen gegenüber denjenigen anderer Körperorgane und Körperregionen einige Unterschiede auf. Diese sind sowohl für die Diagnose und operative Behandlung nachteilig, auch finden wir Gegebenheiten, die gegenüber Geschwülsten anderer Körperabschnitte Vorteile bedeuten. Als Vorteil ist herauszustellen, daß auch die morphologisch bösartigsten Geschwülste des Hirns und seiner Häute keine Metastasen bilden. Das gefürchtete Ereignis des Auftretens von Tochterabsiedelungen in weit entfernten Gebieten tritt bei den intrakraniellen Tumoren nicht ein. Die wenigen Ausnahmen, die wir kennen, sind mehr oder weniger Folge unserer Eingriffe und stellen somit eine artefizielle Übertragung von Geschwulstzellen dar. Die zweite Tatsache, die die Hirngeschwülste im gesamten biologischen Geschehen als günstig erscheinen läßt, ist das Ausbleiben einer Kachexie, jener Auszehrung des Gesamtorganismus, die auch bei kleinen Karzinomen, etwa der parenchymatösen Organe, einen raschen Körperverfall bedeutet, der eingreifendere Behandlungsverfahren zur Beseitigung des Grundleidens oft genug verbietet.

Demgegenüber stehen bei den intrakraniellen Geschwülsten verschiedene, die Diagnostik und chirurgische Therapie erschwerende Umstände. Die Einbettung des Gehirns in die Schädelkapsel bedeutet vor allem, daß der Reserveraum bei Wachstum einer Geschwulst bald erschöpft ist. Dieser wird nun bei den Hirngeschwülsten nicht nur durch das zusätzliche volumen auctum des Tumors beansprucht, sondern auch durch die fast in der Regel auf ein Geschwulstwachstum folgende Hirngewebsreaktion, nämlich die Ausbildung des Hirnödems. Somit ist der Reserveraum des Schädelinneren von etwa 100 ccm sehr bald ausgefüllt und der dann zunehmende Hirndruck wird außer den örtlichen Erscheinungen Störungen verursachen, die das gesamte Hirn betreffen.

Die Erforschung der Morphologie der Hirngeschwülste hat im ganzen ihren Abschluß gefunden. Unsere daraus resultierende Einteilung ergibt zwar noch 60 verschiedene Möglichkeiten von Tumor- und Pseudotumorbildungen verschiedener Art, aber die patho-histologischen Erkenntnisse scheinen im übrigen erschöpfend abgehandelt zu sein. In den 1961 erstmalig erschienenen Acta neuropathologica weisen die Herausgeber darauf hin, daß die Histomorphologie des nervösen Parenchyms weitgehend erforscht ist, wenn auch die Forschungen noch keineswegs beendet sind. Das Elektronenmikroskop wird nicht nur wichtige Bereicherungen des „Gesehenen", sondern auch neue Objektqualitäten zur Beobachtung bringen. Die Neurochemie wird eine neue stoffliche Identifikation der feinsten Strukturen vorzunehmen bestrebt sein. Die Physiologie wird experimentell den Neuropathologen über die funktionelle Bedeutung morphologischer Details und über den Leistungswert der Architektonik von Nervenzellverbänden aufklären. Die Koordinierung der einzelnen Forschungsrichtungen wird nicht immer einfach sein, sie ist jedoch die Forderung des Tages.

Für den Neurochirurgen sind genauere Aussagen der Pathologen, insbesondere für klinische Fragestellungen, von besonderem Wert. So stellt DIETRICH (1951) den morphologischen Erkenntnissen die Relation zum Gesamtorganismus gegenüber, nachdem schon HAMPERL 1937 die Frage der Gut- oder Bösartigkeit ergänzt wissen wollte durch die Berücksichtigung der klinischen Befunde und des weiteren Lebensschicksals. Die Morphologie, insbesondere die Neuropathologie, hat somit unter Hinzunahme klinischer Daten und neuer, zum Teil funktioneller Forschungsgebiete die Gesamtbetrachtung der Geschwülste, ihr Wachstum und dessen Folgen, in einen Rahmen gestellt, den wir biologische Wertigkeit nennen.

Für die Hirngeschwülste hat sich um die Begriffsbestimmung der biologischen Wertigkeit in hervorragender Weise der Neuropathologe und Neurologe ZÜLCH verdient gemacht. Er hat als Kliniker immer wieder die weit über die morphologischen Betrachtungen hinausgehenden klinischen Gesichtspunkte berücksichtigt. Dadurch erscheinen uns heute viele neurochirurgische Krankheitsbilder in ihrer Diagnose und Prognose viel gesicherter, als es allein aus der feingeweblichen Betrachtung möglich war. ZÜLCH faßt als wichtigste Kennzeichen der biologischen Wertigkeit Sitz, Ort und Erkrankungsalter einer Geschwulst zusammen.

Wir haben es uns im folgenden zur Aufgabe gestellt, die Problematik der biologischen Wertigkeit anhand des Krankengutes der Leipziger Neurochirurgischen Klinik zu erörtern. Hierbei sollen die klinischen Fragen in den Vordergrund gestellt werden, wobei wir versuchen wollen, insbesondere die Indikationsstellung und die Prognose zu berücksichtigen. Die Fragen der Prognose sollen wiederum von zweierlei Gesichtspunkten aus beurteilt werden. Einmal soll sie — wie bei allen Krankheiten — als vorausschauende Sicht über den weiteren Verlauf der Erkrankung, die Heilungs- und auch die Rezidivmöglichkeiten angesehen werden; zum anderen aber soll versucht werden, die Prognose für das eigentliche operative Vorgehen zu besprechen, da gerade aus den Tatsachen der biologischen Wertigkeit für das unmittelbare Handeln am menschlichen Hirn wertvolle Aussagen abzuleiten sind.

Über die klinisch- diagnostische und prognostische Bedeutung hinaus hat die Einführung des Begriffs der klinisch-biologischen Wertigkeit auch für die Lehre auf dem Gebiet der intrakraniellen Geschwülste erheblichen Wert. Allein das Morphologische kann dem Lernenden in den meisten Fällen nicht einen Einblick in das gesamte Krankheitsgeschehen vermitteln. Fügen wir jedoch die bisher erarbeiteten Begriffe, die mit der biologischen Wertigkeit zusammenhängen und das noch weiterhin auf diesem Gebiet zu Entwickelnde hinzu, dann erhalten unsere Überlegungen und Feststellungen einen markanten didaktischen Wert.

Zu Beginn unserer Betrachtung geben wir einen Überblick über das Krankengut unserer Klinik, das bei dem vorliegenden Bericht berücksichtigt wurde. Es handelt sich um 1000 in den Jahren 1953 bis 1959 behandelte Hirngeschwülste. Daneben findet sich auf der Tabelle 1 der Vergleich mit der über mehrere Jahrzehnte geführten Sammlung von Zülch, die sich auf 4000 Fälle erstreckt.

Dabei kommen wir zu den nun folgenden Feststellungen, die allein aus den statistischen Ergebnissen ersichtlich sind. Wir sehen, daß einzelne Tumorformen bei weitem überwiegen, etwa die kindlichen Kleinhirntumoren, die Glioblastome und die Meningeome. Umgekehrt können wir bei manchen Tumorformen einen äußerst geringen Prozentsatz feststellen. Wir haben diese Arten, die unter 2% liegen, in einer Arbeit zusammenstellen lassen und sind im großen und ganzen zu dem Ergebnis gekommen, daß die Berücksichtigung dieser seltenen Fälle für die präoperative Diagnosestellung der Tumorart nur sehr selten

Tabelle 1

Übersicht über die Klassifizierung von 1000 Hirngeschwülsten (1953–1959), verglichen mit der Sammlung von ZÜLCH (4000 Fälle)

	Eigene Sammlung		ZÜLCHsche Sammlung
	Fallzahl	%	%
Medulloblastome	37	3,7	3,8
Spongioblastome	94	9,4	7,0
Oligodendrogliome	101	10,1	8,2
Astrozytome	60	6,0	6,4
Glioblastome	107	10,7	12,3
Ependymome	27	2,7	4,3
Plexuspapillome	6	0,6	0,5
Pinealome	6	0,6	0,4
Neurinome	61	6,1	7,6
Gangliozytome	5	0,5	0,4
Meningeome	160	16,0	18,0
Angioblastome	6	0,6	1,3
Fibrome	1	0,1	0,1
Sarkome	19	1,9	2.7
Chondrome, Lipome	—	—	0,4
Osteome	7	0,7	0,5
Chordome	2	0,2	0,2
Kraniopharyngeome	27	2,7	2,5
Hypophysenadenome	79	7,9	8,0
Zylindrome	1	0,1	1,7
Epidermoide, Dermoide usw.	8	0,8	2,9
Angiome u. Aneurysmen	43	4,3	0,2
Unklassifiziert	26	2,6	3,7
Metastasen	56	5,6	4,0
Parasiten	1	0,1	0,1
Granulome	2	0,2	0,7
Arachnitis u. a.	42	4,2	1,5
Verschiedenes	16	1,6	0,6

möglich ist. An Ausnahmen sind verständlicherweise die Osteome und auch manche Mißbildungstumoren zu nennen. Somit kommen wir zu dem Ergebnis, daß schon die Betrachtung der Häufigkeit bestimmter Tumorformen ein diagnostisches Hilfsmittel bedeutet, auf das wir nicht verzichten können.

Die nachgewiesene offensichtliche Ähnlichkeit großer Fallstatistiken in der Höhe der Prozentsätze deutet noch besonders darauf hin, daß die Verwertung der Zahlenverhältnisse erlaubt ist.

Überblicken wir nochmals die Tabelle, so geht aus ihr weiter hervor: Gerade sehr häufig vorkommende Tumorarten — wie das Spongioblastom des kindlichen Kleinhirns, das Glioblastoma multiforme, das Meningeom, das Neurinom und die Hypophysenadenome — zeichnen sich durch bekannte morphologische Besonderheiten aus, die sowohl eine Bedeutung für den anfänglichen Krankheitsverlauf als auch für die intraoperative Prognose haben. Die meisten der aufgezählten Tumorarten haben eine Neigung zu regressiven Veränderungen. Darauf beruht sicherlich zum großen Teil der klinisch feststellbare phasenhafte Verlauf. Blutungen und Nekrosen führen zu mehr oder weniger großen Zystenbildungen im weitesten Sinne. Der dann eintretende Wachstumsschub bedeutet häufig im Längsschnitt des Krankheitsverlaufes einen ersten subjektiven Krankheitsbeginn. So erklärt sich, daß Kranke, die nach dem morphologischen Substrat vermutlich schon jahrelang Träger einer Hirngeschwulst sind, den Beginn ihrer Krankheit nur auf wenige Monate zurückverlegen. Das Auftreten der regressiven Veränderungen ist zweifellos ursächlich bedingt oder wird gefördert durch die minderwertige Struktur der Tumorgefäße. Die Zystenbildungen schließen die Gefahr in sich ein, daß bei ihrer Verkleinerung durch Resorption und damit Rückbildung klinischer Erscheinungen die Diagnose eines Hirntumors, von dem man ja im allgemeinen ein ständig progressives Wachstum erwartet, fallengelassen wird. Darüber hinaus besteht kein Zweifel, daß die Hirntumoren, vor allem, wenn man die in verschiedenen Knollen wachsenden Meningeome betrachtet, auch ohne regressive Veränderungen, Blutungen sowie Zystenbildungen, nicht kontinuierlich wachsen, sondern in Schüben oder Phasen.

Das Vorkommen mehr oder weniger großer Höhlen in Form von Zysten und alten Blutungshöhlen hat für das intraoperative Vorgehen außerordentliche Wichtigkeit. Gelingt es, bei der Operation eines zystischen Kleinhirnspongioblastoms im Kindesalter durch Entleerung einer hühnereigroßen Zyste Raum zu gewinnen, dann ist das weitere Vorgehen zur Entfernung der soliden Anteile der Geschwulst wesentlich vereinfacht. Ähnlich ist es beim Spongioblastom des Großhirns im Erwachsenenalter. Diese Geschwulst tritt vorwiegend in der Nähe der Hirnkammern auf und besteht häufig neben dem eigentlichen Tumor aus einer großen Höhle, die bernsteingelbe eiweißreiche Flüssigkeit enthält. Durch Eröffnung der Zyste erhält man einen guten Überblick, und die eigentlichen Tumorteile lassen sich relativ leicht entfernen. Hier tritt noch eine weitere Frage auf, die für den Operateur von Bedeutung sein kann. Ist der solide Tumorteil lateral gelegen und der zystische medial, so ist die intraoperative Prognose günstiger, als wenn der zellhaltige Teil der Geschwulst die Hirnkammerwand infiltriert. Die Radikalität des Eingriffes, die ja insbesondere die Entfernung des zellreichen Tumorteils erstrebt, ist in letzterem Falle nicht sicher gewährleistet.

Bisher wurde ein Überblick über einige Tatsachen gegeben, die sich schon beim Überblicken der vorgelegten tabellarischen Übersicht zeigen. Jetzt sollen im folgenden diejenigen Ergebnisse über die Fragen der biologischen Wertigkeit kurz geschildert werden, wie sie von ZÜLCH und seinem Arbeitskreis beantwortet wurden.

Die Kenntnis des Vorzugssitzes der verschiedenen Hirngeschwülste in bestimmten Hirnregionen kann von außerordentlichem Wert sein. Wir sprachen von dem oft ventrikelnah gelegenen zystischen Spongioblastom des Großhirns. Für die verschiedenen Tumorarten wurde von ZÜLCH an einem umfangreichen Sektionsmaterial die mögliche Lage der einzelnen Tumorformen erarbeitet. Man kann somit aus dem festgestellten Sitz in einem bestimmten Hirnteil die Wahrscheinlichkeit einer bestimmten Tumorart annehmen. Dies hat erhebliche prognostische Bedeutung sowohl für die intraoperative Diagnose als auch für den weiteren Krankheitsverlauf. Als zweckmäßig haben sich insbesondere gewisse Oberbegriffe erwiesen, und zwar die Medialität und Lateralität, die Polarität und die Basalität.

Die Polarität eines Hirntumors bedeutet, daß sich die Geschwulst überwiegend in dem Pol eines Hirnlappens, z. B. Stirn- oder Hinterhauptspol, entwickelt hat. Da wir nun die Pole der Hirnlappen operativ relativ einfach entfernen können, ist ein polarer Tumor in dieser Hinsicht immer prognostisch als günstig anzusehen. Leider sind jedoch die polaren Tumoren relativ selten.

Die Medialität hat in den einzelnen Hirngebieten unterschiedliche Bedeutung. Der im Stirnhirnbereich liegende fronto-mediale Tumor ist noch relativ leicht zugänglich, im Schläfenbereich ist die Medialität prognostisch ungünstig, da die Nähe des Hirnstamms, insbesondere der Brücke, intra- und postoperativ gefährliche Komplikationen hervorrufen kann. Die Medialität im Okzipitalgebiet ist wiederum günstiger, jedoch findet man Tumoren in diesem Gebiet relativ selten. Die Medialität im Parietalgebiet ist verschieden zu beurteilen, da wir hier morphologische Gesichtspunkte einschalten müssen. Das hier nicht selten gelegene parasagittale Meningeom ist hinsichtlich der Medialität operabel, wenn sich hier auch andere Erschwernisse, insbesondere von seiten des großen Längsblutleiters, ergeben. Wesentlich ungünstiger ist die Gliomform im Scheitelhirngebiet. Die bei der Operation notwendige Exzision von Scheitelhirnteilen bedeutet sowohl einen großen Eingriff als auch postoperativ meist bleibende schwere Ausfälle. Die meisten Kleinhirntumoren liegen nicht nur medial, sondern geradezu median im Gebiet des Kleinhirnwurms. Hier bedeutet die Medialität nicht unbedingt eine ungünstige Prognose, jedoch ist die prognostisch ungünstige Ausdehnung und Ausbreitung auf die lateral vorn gelegenen lebenswichtigen Gebiete des Hirnstamms zu beachten.

Die Basalität ist ähnlich wie die Medialität anzusehen, nur verstärken sich die Akzente. Im Bereich des vorderen Teils der vorderen Schädelgrube ist ein basaler Hirntumor häufig und als günstig anzusehen, jedoch im Schläfen- und Kleinhirngebiet bedeutet die Basalität, vor allem wenn sie mit einer Medialität verbunden ist, geradezu eine infauste Prognose. Die basal im Mittellinienbereich des Hirnstamms gelegenen Geschwülste hinter dem Sellabereich bis zum Foramen occipitale magnum sind völlig inoperabel.

Die Lateralität und Dorsalität bei der Beschreibung des Sitzes einer Hirngeschwulst deuten darauf hin, daß es sich um relativ leicht angehbare Hirntumoren handelt. Man kann diese beiden Begriffe auch unter der Bezeichnung Konvexitätstumoren zusammenfassen. Weder Blutungen aus dem Bereich der großen Blutleiter des Gehirns noch die Nähe des Hirnstamms brauchen gefürchtet zu werden.

Diese Tumorformen liegen meist dem operativen Eingriff verhältnismäßig zugänglich an den seitlichen Abschnitten der Hirnoberfläche. Gerade durch den Begriff der Lateralität und Dorsalität wird deutlich, wie wichtig ihre Einführung in die Fragestellung der biologischen Wertigkeit ist. Da sich die arterielle Blutversorgung des Hirns vom

Bereich der medianen Schädelachse aus nach lateral erstreckt, wird bei derartig gelegenen Geschwülsten während der Operation keine Annäherung an die großen und zu schonenden Versorgungsgebiete der A. carotis interna und A. basialis auftreten.

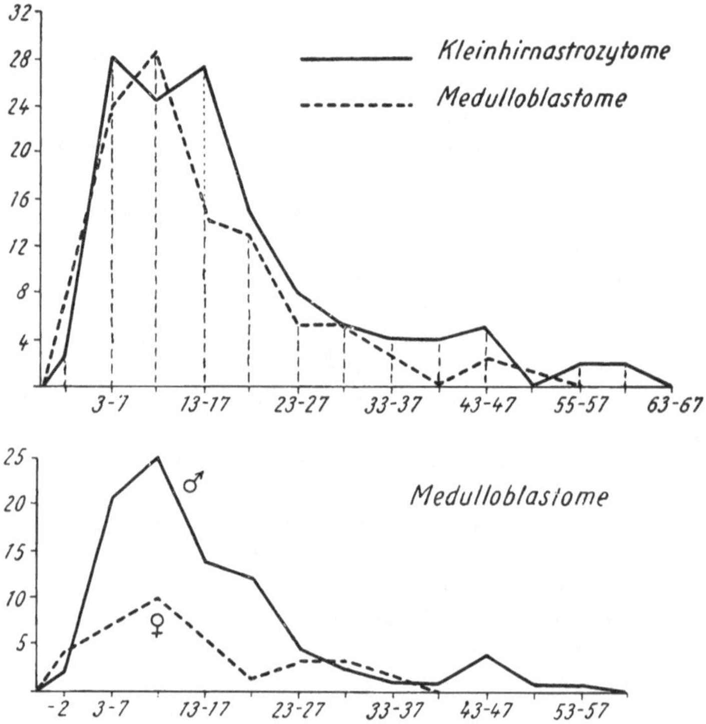

Abb. 1. Oben: Altersverteilung der kindlichen Kleinhirntumoren (Kleinhirnastrozytome und Medulloblastome)

Unten: Geschlechtsverteilung der Medulloblastome

Diese Ausführungen ließen sich noch wesentlich erweitern, wenn wir die für die einzelnen Tumorarten von ZÜLCH aufgestellten Lieblingssitze im einzelnen aufführen würden, jedoch glauben wir, damit den Rahmen unserer Ausführungen zu überschreiten.

Ist somit der Vorzugssitz für die Stellung der Diagnose und Prognose beim intrakraniellen Tumor von hervorragender Wichtigkeit, so verdienen doch auch die beiden weiteren Gesichtspunkte, die ZÜLCH in den Vordergrund stellt, berücksichtigt zu werden. Es handelt sich um die Alters- und Geschlechtsverteilung. Für die meisten der am häufigsten vorkommenden Tumorformen im intrakraniellen Raum wurden diese Gesichtspunkte erarbeitet, und wir werden auf die Wichtigkeit dieser Betrachtungsweise anhand von einzelnen Beispielen eingehen.

Das häufige und auch als besonders gut operabel geltende Meningeom ist zwar oft angiographisch oder enzephalographisch artdiagnostisch zu erfassen, jedoch liegt Übereinstimmung des Vorkommens in den einzelnen Altersklassen mit den gleichzeitig in diesen Lebensabschnitten zu beobachtenden Metastasen vor. Die Berücksichtigung dieser Tatsache wird uns bei zweifelhafter Artdiagnose leiten müssen und dürfte in vielen Fällen die bei Metastasen nicht angezeigte Operation vermeiden lassen.

Abbildung 1 zeigt die Alters- und Geschlechtsverteilung zweier kindlicher Tumorformen, deren Unterscheidung vor der Operation von größter Wichtigkeit wäre. Leider versagen bei der Differentialdiagnose Medulloblastom und Kleinhirnastrozytom fast alle diagnostischen Methoden, und doch wäre die präoperative Artdiagnose für den Neurochirurgen von elementarer Bedeutung. Das Medulloblastom als typischer bösartiger Kleinhirntumor des Kindesalters ergibt auch bei relativ günstiger Lage und intensiver Nachbestrahlung nur eine Überlebensdauer von etwa einem Jahr, während das Kleinhirnastrozytom (Spongioblastom) mit seinen großen, intraoperativ prognostisch günstigen Zystenbildungen zur restitutio ad integrum nach einer Operation führen kann.

Bevorzugt sind die Lebensjahre zwischen 5 und 15: im ersten Lebensjahr und vom 15. Lebensjahr an liegen kaum Beobachtungen vor. Während sich der Altersgipfel der Medulloblastome auf das 10. Lebensjahr festlegen läßt, betrifft das häufigste Vorkommen der Kleinhirnastrozytome das 5. bis 15. Jahr. Die Unterschiede sind zwar nicht besonders signifikant, können uns jedoch bei der Diagnosestellung ein wertvolles Hilfsmittel sein.

Die Geschlechtsverteilung der Medulloblastome und Kleinhirnastrozytome (Spongioblastome) zeigt erhebliche Unterschiede (nach ZÜLCH). Die Knaben erkranken danach mehr als doppelt so häufig an dieser Tumorform wie die Mädchen. Erklärungen für diese relative Geschlechtsdisposition haben wir bisher nicht.

Stellen wir die häufigsten Gliomformen — die bösartigen Glioblastome und die klinisch-biologisch günstiger zu bewertenden Oligodendrogliome und Astrozytome — in ihrer Altersabhängigkeit zusammen, so ergeben sich auch hier deutliche Unterschiede. Aus unserer Abbildung geht nicht nur die verschiedene Altersstaffelung hervor, die beim Oligodendrogliom im 35., beim Astrozytom beim 40. Lebensjahr und beim Glioblastom im 6. Lebensjahrzehnt liegt, sondern auch

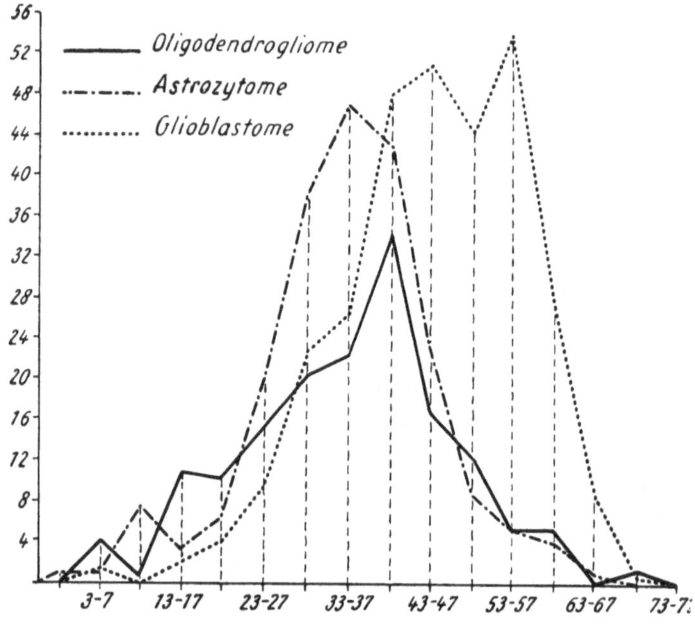

Abb. 2. Altersverteilung häufiger Gliomformen

die Gesamthäufigkeit dieser Tumorformen, wobei das bösartige Glioblastoma multiforme bezüglich der Häufigkeit an erster Stelle liegt (Abb. 2).

In Abbildung 3 ist für eine dieser Tumorformen, das Glioblastom, die Geschlechtsverteilung nach ZÜLCH aufgezeichnet. Es ergibt sich daraus ein Überwiegen des männlichen Geschlechtes, das in den entscheidenden Glioblastom-Jahrzehnten fast doppelt so häufig vertreten ist wie das weibliche.

Wir haben bisher einige Gesichtspunkte zusammengestellt, die sich teilweise aus unserer Zusammenstellung ergeben oder aber als Grundlage die ZÜLCHsche Definition des Begriffs der biologischen Wertigkeit haben. Für den Chirurgen, der für die Gesamtprognose und für sein intraoperatives Vorgehen präoperativ sämtliche Möglichkeiten in dieser Hinsicht erschöpfen muß, bedeutet das bisher Gesagte schon eine erhebliche Hilfe.

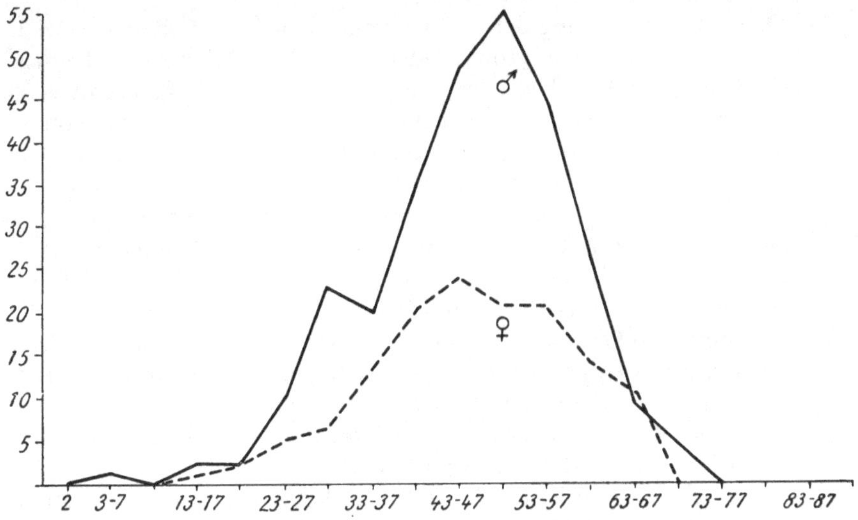

Abb. 3. Geschlechtsverteilung der Glioblastome in den einzelnen Altersklassen

Wir fügen im folgenden noch einige andere Gesichtspunkte hinzu, die unserer eingangs gestellten Aufgabenstellung als Antwort dienen sollen.

Die Blutversorgung des menschlichen Hirns hat gegenüber anderen Organen des Körpers ihre Besonderheiten. Die Durchblutung ist eine 5- bis 6mal schnellere als in den übrigen Körpergebieten, und bei dem großen Sauerstoffbedarf des Hirns bedeuten auch kurzfristige Unterbrechungen einzelner Gefäßabschnitte eine erhebliche Gefahr. Für unsere Fragestellung ist zunächst zu beachten, ob ein Gefäßverschluß schnell oder langsam eintritt. Im Kindes- und jugendlichen Alter — etwa bis zum 20. Lebensjahr — werden Gefäßverlegungen noch relativ gut vertragen, insbesondere, wenn sie nicht plötzlich, sondern langsam eintreten. Jedoch auch ein operativ notwendiger Verschluß größerer Gefäße wird in diesen Lebensabschnitten kompensiert. Dabei ist auch das Venensystem zu berücksichtigen. Nach neurochirurgischen Erfahrungen ist die Unterbrechung zahlreicher Mantelkantenvenen ein deletäres Ereignis, das oft durch Stauung zu massiver Durchblutung von Hirnteilen führen kann. Dies tritt besonders in den höheren Lebensjahrzehnten ein und kann auch manchen relativ leichten Eingriff zu einem gefährlichen machen.

Bei der Betrachtung der Blutversorgung hat die Nähe lebenswichtiger Hirnzentren eine große Bedeutung. Der Kleinhirnbrückenwinkeltumor weist hier besondere Schwierigkeiten auf. Er erhält seine Blutzufuhr meist aus einem Tumorgefäß, das aus der A. cerebelli posterior inferior abzweigt. Dieses Gefäß ist relativ leicht auffindbar, und seine Unterbrechung wird vertragen. Weiterhin erhält das Akustikusneurinom aber häufig eine Blutversorgung aus den rami ad pontem; bei deren Unterbrechung kommt es nicht selten im postoperativen Verlauf zu Gefäßstörungen im Bereich der Brücke, die naturgemäß ein zum Tode führendes Ereignis darstellen und sich pathologisch-anatomisch in Blutungsherden in der Brücke zeigen. Insbesondere betrifft dies die höheren Lebensjahrzehnte mit bereits physiologisch vorhandener Gefäßsklerose, so daß also die klinisch-biologische Wertigkeit dieser Tumorform die Altersabhängigkeit und auch die Form der Blutversorgung betrifft.

Am schwierigsten läßt sich die Frage der Bewertung eines Tumors in klinischer Sicht hinsichtlich der Ödembereitschaft beantworten. Die Fragen der Ödembildung, überhaupt der Schwellungsvorgänge im Hirn, sind trotz vieler wissenschaftlicher Untersuchungen noch weitgehend unbeantwortet. Das Ödem hängt nicht von der Größe einer intrakraniellen Geschwulst ab. Eine Altersabhängigkeit der Ödembildung besteht zwar in dem Sinne, daß das jugendliche Hirn ödembereiter ist als das senile, jedoch lassen sich in dieser Hinsicht keine bestimmten, klinisch zuverlässigen Regeln aufstellen.

Positiv sind folgende Gesichtspunkte zu bewerten:

Abhängigkeit der Ödembildung bei einer Hirngeschwulst von der Tumorart. Wir kennen Tumorformen, bei denen fast regelmäßig das Ödem ausbleibt und andere Geschwülste, bei denen trotz relativer Kleinheit ein massives Hirnödem beobachtet wird. Wir können somit bei bestimmten Hirngeschwülsten, insbesondere den Gliomen, vermuten, daß gewisse, noch unbekannte tumortoxische Substanzen ödemfördernd wirken. Auch glaubt man, z. B. bei den Meningeomen, die Art der Gefäßversorgung entweder aus dem Carotis-externa- oder aber aus dem Carotis-interna-Kreislauf für die Größe des Ödems verantwortlich machen zu können. Bei allen offenen Fragen über die wichtige Reaktionsform des Hirns in Form des Ödems sind noch die Ödemeinteilungen zu nennen, die insbesondere für die intraoperative Prognose von erheblichem Wert sind:

1. Das diffuse, sich über eine Hirnhälfte oder aber über das ganze Hirn erstreckende Ödem ist auch durch stark entwässernde Mittel meist nur vorübergehend zu beeinflussen.
2. Günstiger zu beurteilen ist das lokale Hirnödem, das nach guter innerer Entlastung durch Entfernung der Geschwulst einen raummäßigen Ausgleich erhält. Das örtliche Ödem kann zu Nekrosen führen (Jacob). so daß bei der Geschwulstentfernung sich die Beseitigung dieser nekrotischen Hirngewebsteile anbietet.
3. Neben den Einklemmungserscheinungen an der Hirnbasis infolge der Massenverschiebungen beim Tumorwachstum, die wir in hernienartige Vorstülpungen des Großhirns in den Tentoriumschlitz und des Kleinhirns mit der Medulla oblongata in das Foramen occipitale magnum einteilen, sind hin und wieder bei Großhirntumoren im Hirnstamm als Folge eines weit verbreiteten Hirnödems autoptisch kleine Blutungsherde zu beobachten, offenbar als Folge einer Ödemnekrose. Dies findet man besonders in den späteren Lebensjahrzehnten, und hier ergibt sich ein Zusammenhang mit den bei der Blutversorgung gemachten Ausführungen.

Beim Wachstum einer intrakraniellen Geschwulst entsteht eine Volumenvermehrung, die sich aus dem Tumor als solchem und dem begleitenden Hirnödem zusammensetzt. Wie wir sehen, ist die Ödembildung außerordentlich verschieden, je nach Tumorsitz und -art; jedoch haben wir gewisse Anhaltspunkte, um die klinisch-biologische Valenz der Neubildung festzulegen.

Zur biologischen Wertigkeit einer Reihe von Tumorformen im Hirnraum gehört es nun gerade als Charakteristikum, daß eine intrakranielle Drucksteigerung fehlt. Dies ist selbstverständlich nicht nur präoperativ artdiagnostisch, sondern auch intraoperativ prognostisch von großer Wichtigkeit.

Untersuchen wir die Tumorgruppen, bei denen Hirndruckzeichen zu fehlen pflegen, so kommen wir im großen und ganzen auf drei Hirngebiete und charakteristische Tumorarten.

1. Die häufigsten Hypophysengeschwülste, die Adenome, verursachen praktisch niemals eine Stauungspapille, sie führen nicht zum Erbrechen, und nur selten sind mäßige Kopfschmerzen als Symptom vorhanden. Gewiß ist ihre eigentliche intrakranielle Wachstumstendenz gering, aber ihre Nähe zum Ventrikelsystem (3. Ventrikel) müßte nach unseren Beobachtungen doch häufiger zum Hirndruck führen. Offenbar liegt hier eine mechanische Komponente vor, indem es zu einer Anhebung des Hirnstamms kommt und somit Einklemmungserscheinungen am Tentorium und am Foramen occipitale ausbleiben. Im Gegensatz zu den sonst häufigen Einklemmungen des unteren Hirnstamms, die wir Konussyndrom nennen, liegt hier etwas Gegenteiliges vor, das wir als negatives Konussydrom bezeichnen können.
2. Es gibt Ausbreitungsgebiete von infiltrierend wachsenden Spongioblastomen und Astrozytomen, bei denen ebenfalls typischerweise keine Hirndruckzeichen auftreten. Es sind dies die Tumoren, die meist im Kindesalter auftreten und den Hirnstamm im Bereich der Medulla oblongata und der Brücke diffus durchsetzen. Das Fehlen der Stauungspapille bei ausgedehntem neurologischem Befund, der durch die Infiltration wichtiger Kerngebiete gekennzeichnet ist, ist hier geradezu pathognomonisch. Auch hier sehen wir — wie bei den Hypophysenadenomen — die Ursache für das Fehlen des Hirndruckes im negativen Konussyndrom.
3. Eine Besonderheit hinsichtlich der fehlenden Volumenzunahme finden wir bei den Oligodendrogliomen. Auch ungewöhnlich große Tumoren dieser Art lassen die Hirndruckzeichen vermissen. Die klinisch-biologische Wertigkeit ist hier eine wesentlich andere als die gleichgroßer Tumoren anderer Morphologie. Der fehlende Hirndruck gründet sich hier auf andere Ursachen als bei den vorher beschriebenen Hirnstammtumoren. Einmal bildet sich nur äußerst selten und dann erst nach vieljährigem Wachstum ein Hirnödem aus, und zum anderen — und das ist wohl das Wichtigste — wächst dieser Tumor ohne Raumbeanspruchung im Hirngewebe. Dadurch fehlt häufig bei Ausbildung großer Oligodendrogliome eine Seitenverschiebung im enzephalographischen Bild (Abb. 4 u. 5). Die Tat-

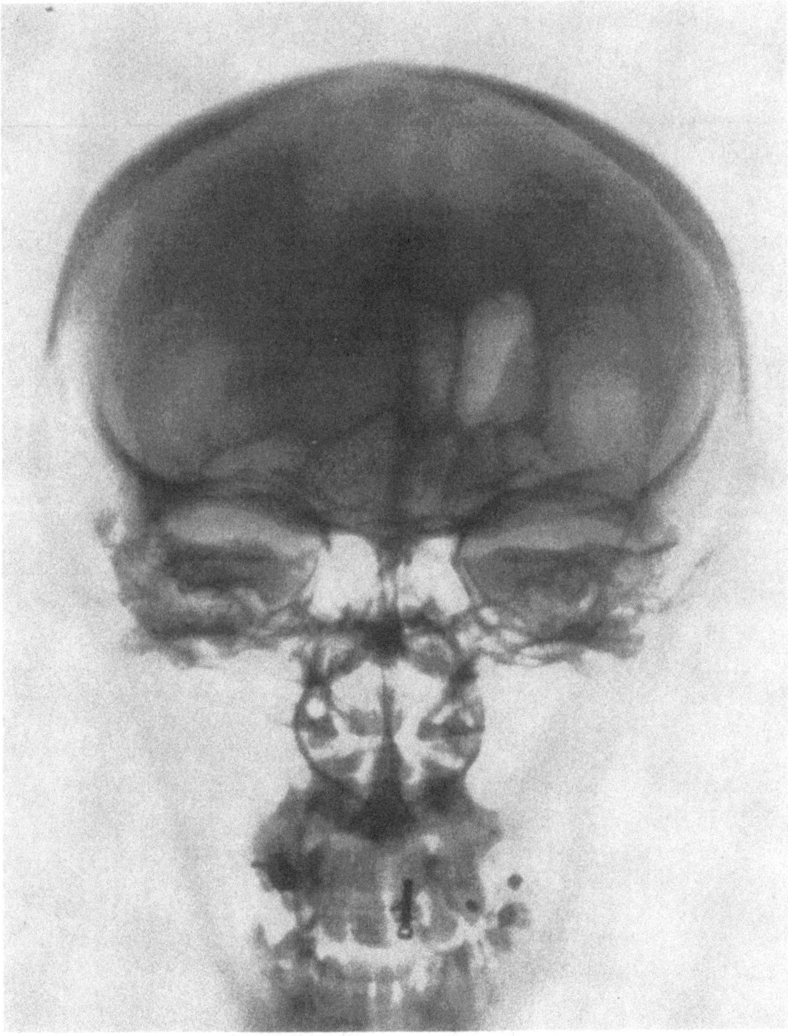

Abb. 4. Kinderfaustgroße Geschwulst im rechten Schläfenhirn (Glioblastom). Starke Verdrängung des Kammersystems. Erhebliche Raumforderung

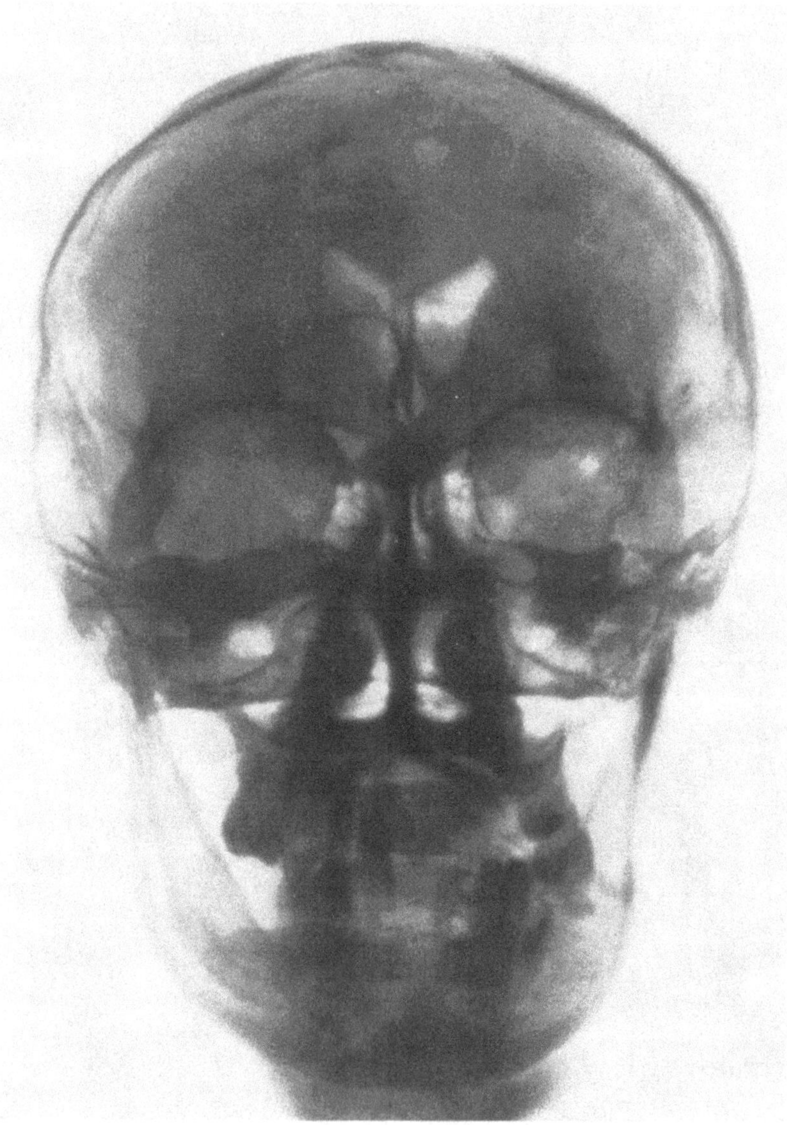

Abb. 5. Raumersetzende Geschwulst (Oligodendrogliom) des rechten Schläfenhirns. Eindellung des Kammersystems. Geringe Seitenverschiebung. Rechts fehlende, links deutliche extrazerebrale Luftfüllung

sache der fehlenden Raumforderung ist darin begründet, daß der Tumor bei seinem Wachstum ebensoviel Hirngewebe zerstört wie er an Substanz zunimmt. Wir nennen daher das Oligodendrogliom einen raumersetzenden und nicht einen raumfordernden Hirntumor.

Aus dem Gesagten ergibt sich, daß präoperativ nicht der zunehmende Hirndruck die Anzeige zur Operation — wie bei den meisten Tumoren — bildet, sondern die neurologischen Ausfälle oder das Auftreten von Anfällen ausschlaggebend sind. Die bei der Operation meist feststellbare größere Ausdehnung als präoperativ angenommen ist in unsere Indikationsstellung einzubeziehen. Vielfach wird ein Eingriff unterbleiben, wenn bei fehlendem Hirndruck der geringfügige neurologische Befund den Eingriff nicht zu rechtfertigen scheint. Günstig ist operativ zu veranschlagen, daß die während des Eingriffes auftretenden Hirnschwellungen hier nicht in dem Maße wie bei anderen Tumorarten aufzutreten pflegen.

Mehr raumersetzend als raumfordernd sind hin und wieder manche Hirnabszesse, deren operatives Angehen allerdings in jedem Falle erfolgen muß (Abb. 6 u. 7).

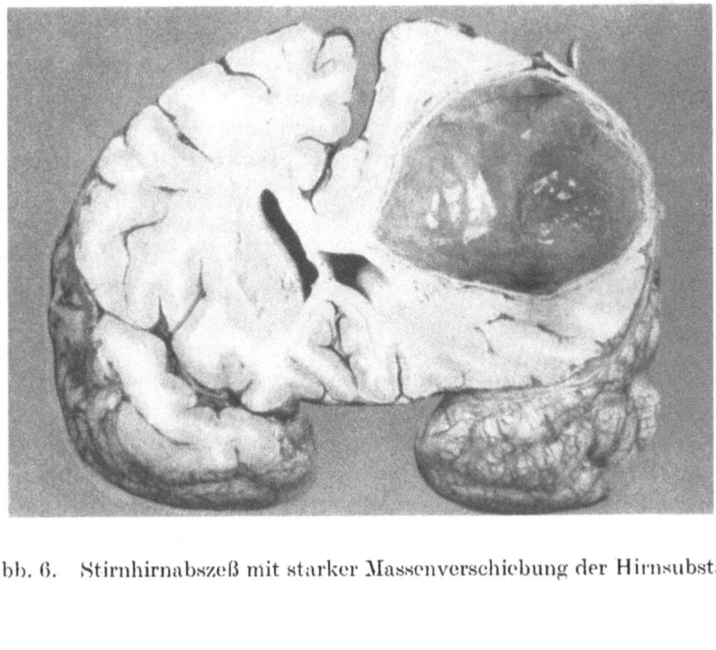

Abb. 6. Stirnhirnabszeß mit starker Massenverschiebung der Hirnsubstanz

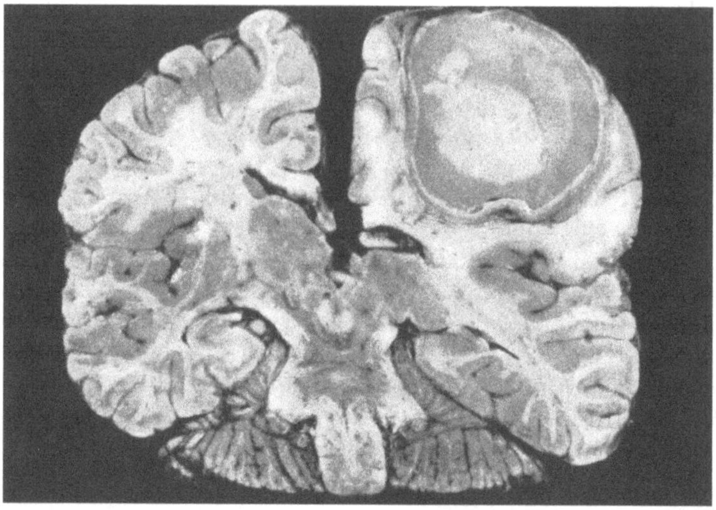

Abb. 7. Hirnabszeß gleicher Größe mit geringer Massenverschiebung (raumersetzender Prozeß)

Von weiteren Möglichkeiten der Betrachtung der Hirngeschwülste im Hinblick auf ihre biologische Wertigkeit seien noch einige genannt, die überwiegend neurologische Fragestellungen betreffen.

Ein nicht seltenes Ereignis bei intrakraniell wachsenden Geschwülsten ist das Auftreten von zerebralen Krampfanfällen, also einer symptomatischen Epilepsie. Vielfach war früher die Meinung vorherrschend, daß die rindennah, also intraoperativ günstig gelegenen Geschwülste bevorzugt Anfälle hervorrufen. Dies ist nach den Beobachtungen aller Untersucher der letzten Jahre jedoch keineswegs der Fall.

Bei einer Zusammenstellung von 336 Hirntumoren fanden wir zerebrale Anfallserscheinungen sowie eine Aura in folgendem Verhältnis zur Tumorart (siehe Tabelle 2).

Zu den Meningeomen ist zu bemerken, daß eine Abhängigkeit von der Lokalisation besteht. Zerebrale Krampfleiden und ihre Äquivalente fanden sich bei parasagittal gelegenem Sitz in 29,4% bei den Meningeomen im Bereich des Keilbeinflügels in 11,1%, bei den Konvexitätsgeschwülsten in 43,7%.

Tabelle 2

	Fallzahl	Zerebr. Anfalls-erscheinungen	%
Oligodendrogliom	60	32	53,3
Glioblastom	102	26	25,4
Astrozytom	32	15*	46,8
Spongioblastom	20	5	25,0
Meningeom	122	29	23,7

Es kann insbesondere aus dieser Zusammenstellung entnommen werden, daß zwei in ihrer Ausbreitungsweise so völlig verschiedenartige Tumortypen fast gleiche Zahlenwerte aufweisen: Das Glioblastom als typischer Marklagertumor zeigt 25% Anfallshäufigkeit, das typische, im Hirnrindenbereich liegende Meningeom 23,7%. Artdiagnostisch kann ebenfalls kein Unterschied bei der wichtigen Entscheidung zwischen Oligodendrogliom und Astrozytom wahrgenommen werden, da beide Formen ähnliche Werte aufweisen.

An weiteren Fragestellungen, die die klinisch-biologische Wertigkeit der Hirngeschwülste betreffen, sei die neurologische Symptomatik des Hirnstamms genannt. Der neurologische Befund ist für die Beurteilung vor allem der unteren Hirnstammteile, also des Pons und der Medulla oblongata, von entscheidender Bedeutung. Oft genug kann die Belastung eines eingreifenden diagnostischen Verfahrens, wie etwa die Ventrikulographie, vermieden werden, wenn durch Präzisierung der Einzelausfälle die genaue Raumbegrenzung festzulegen ist. Das Mittelhirn hat in der neurologischen Diagnostik ebenfalls noch seine klar umrissenen diagnostischen Merkmale, während die Symptomatik des Thalamus auch bei ausgedehnten Tumorprozessen in diesem Gebiet eine klare Antwort häufig vermissen läßt. Wir glauben, daß gerade in der Diagnostik der Hirnstammprozesse ein enger Kontakt zwischen der Morphologie klassischer Prägung und der klinischen Neurologie wertvolle Erkenntnisse erwarten läßt.

Entsprechend unseren eingangs gemachten Äußerungen über die Entwicklung der Neuropathologie wird auch die Neurochirurgie aus neuen Forschungsgebieten, vor allem der Elektronenmikroskopie oder aber den elektronischen Untersuchungsmethoden, wertvolle neue Erkenntnisse für die Festlegung der klinisch-biologischen Wertigkeit gewinnen. Dies wird vielfach eine mühevolle Kleinarbeit bedeuten, jedoch wird die Beantwortung einzelner Fragestellungen auf dem Gebiet der Tumorchirurgie des Gehirns in jedem Falle einen wesentlichen Fortschritt nicht nur für die Diagnose, sondern auch für die Therapie bringen.

Wir stellen zusammenfassend fest, daß für die Beurteilung der klinisch-biologischen Wertigkeit einer Hirngeschwulst von den verschiedensten Möglichkeiten der Diagnostik ausgegangen werden kann. Wenn auch morphologische Gesichtspunkte für die grundlegende Betrachtung der Tumorart mit von größter Wichtigkeit sind, so hat man doch zunehmend gelernt, auch andere Gesichtspunkte bei der Diagnose- und Prognosestellung zu berücksichtigen. Über die ZÜLCHsche Definition der biologischen Wertigkeit hinausgehend, haben wir verschiedene Gesichtspunkte zusammengestellt, ohne den Anspruch auf Vollständigkeit erheben zu wollen. Statistische und pathologisch-anatomische Erfahrungen wurden ebenso verwertet wie klinische Beobachtungen. Die Gesamtbetrachtung der Tumorerkrankung eines Patienten erhält somit eine besondere Richtung, die sich neben der Gesamtprognose auch auf den bei der Operation zu erwartenden Befund erstreckt. Das neurochirurgische Vorgehen erhält damit eine größere Sicherheit.

Die Schwierigkeit der Beurteilung einer Hirngeschwulst wird durch die aufgestellten Gesichtspunkte erleichtert, und damit erhält der Begriff der klinisch-biologischen Wertigkeit auch eine große didaktische Bedeutung. Nicht zuletzt ist damit eine Verbesserung der Vorstellung von diesen Erkrankungen verbunden, und die Früherfassung der Geschwulstträger, die ja Ziel jeder Tumorchirurgie ist, wird erleichtert.

LITERATUR

HAMPERL: Virchows Archiv 300 (1937).

MERREM, G.: Dtsch. Ges. Wesen 11, 1097–1102 (1956).

PETERS, G.: Spezielle Pathologie der Krankheiten des zentralen und peripheren Nervensystems. Verlag: Gg. Thieme, Stuttgart, 1951.

ZÜLCH, K. J.: Die Hirngeschwülste. 3. Auflg. Joh. Ambr. Barth, Leipzig, 1958.

ZÜLCH, K. J.: In: Handb. d. Neurochirurgie, Bd. III, S. 1–622. Verlag: Springer, Berlin-Göttingen-Heidelbg., 1956.

Fortsetzung von der 2. Umschlagseite

Heft 4 Prof. Dr. ALBERT FROMME / Die Bedeutung der Entwicklungsgeschichte, besonders des Mesenchyms für die Klinik 24 Seiten – 8° – 1952 – DM 1,75 *(vergriffen)*

Heft 5 Dr. ROBERT BÖKER / Die Entstehung der Sternsphäre Arats
68 Seiten – 4 Abbildungen – 2 Falttafeln – 3 Tabellen – 8° – 1952 – DM 5,60

Band 100

Heft 1 Prof. Dr. HEINRICH BRANDT / Über Stammfaktoren bei ternären quadratischen Formen 24 Seiten – 8° – 1952 – DM 2,25

Heft 2 Dr. PAUL GÜNTHER / Zur Gültigkeit des Huygens'schen Prinzips bei partiellen Differentialgleichungen vom normalen hyperbolischen Typus
43 Seiten – 8° – 1952 – DM 5,–

Heft 3 Dr. ALFRED MÜLLER / Die Schaubarkeit in der Axonometrie
22 Seiten – 3 Falttafeln – 8° – 1952 – DM 3,–

Heft 4 Prof. Dr.-Ing. ENNO HEIDEBROEK / Die Beziehungen zwischen Härte, Schmierung und Verschleißfestigkeit
Nachdruck – 40 Seiten – 10 Abbildungen – 8° – 1954 – DM 3,40

Heft 5 Prof. Dr. ROBERT SCHRÖDER / Frauenheilkunde in Forschung und Praxis
22 Seiten – 8° – 1952 – DM 1,35

Heft 6 Dr. ROLF REISSIG / Die pandiagonalen Quadrate vierter Ordnung
54 Seiten – 8° – 1952 – DM 5,–

Heft 7 Prof. Dr. MAX ROBITZSCH / Die Erforschung der Atmosphäre, ihre Methodik und ihre Probleme
30 Seiten – 12 Abbildungen – 4 Kunstdrucktafeln – 8° – 1953 – DM 2,50

Band 101

Heft 1 Prof. Dr. KURT SCHWABE / Periodische Erscheinungen bei der anodischen Auflösung des Zinks 33 Seiten – 14 Abbildungen – 8° – 1954 – DM 3,–

Heft 2 Dr. UDO PIRL / Positive Lösungen einer nichtlinearen Integralgleichung
44 Seiten – 2 Abbildungen – 8° – 1953 – DM 4,–

Heft 3 Dr. JOACHIM FOCKE / Asymptotische Entwicklungen mittels der Methode der stationären Phase
2. unveränderte Auflage – 48 Seiten – 8° – 1957 – DM 4,80 *(vergriffen)*

Heft 4 Prof. Dr. HANS SALIÉ / Zur Verteilung natürlicher Zahlen auf elementfremde Klassen
26 Seiten – 8° – 1954 – DM 2,50

Heft 5 Prof. Dr.-Ing. ENNO HEIDEBROEK / Die Verantwortlichkeit des Ingenieurs
22 Seiten – 8° – 1954 – DM 1,– *(vergriffen)*

Heft 6 Prof. Dr. HANS SCHUBERT / Dr. ERICH SCHINCKE / Zur Ermittlung von Unterschallströmungen mit der Transformationsmethode bei quadratischer Approximation der Adiabate 32 Seiten – 6 Abbildungen – 2 Tabellen – 8° – 1955 – DM 2,30

Heft 7 Dr. HELMUT SCHAEFER / Neue Existenzsätze in der Theorie nichtlinearer Integralgleichungen 40 Seiten – 8° – 1955 – DM 2,40

Band 102

Heft 1 Dr. PAUL GÜNTHER / Über einige spezielle Probleme aus der Theorie der linearen partiellen Differentialgleichungen zweiter Ordnung
50 Seiten – 8° – 1957 – DM 4,60 *(vergriffen)*

Heft 2 Prof. Dr. HANS SCHUBERT / Dr. ERICH SCHINCKE / Zum Konturproblem der Hodographenmethode im Unterschall 25 Seiten – 8° – 1957 – DM 2,20

Heft 3 Prof. Dr. FRANZ RUNGE / Über die Polymerisation ungesättigter organischer Verbindungen 13 Seiten – 1 Tabelle – 8° – 1957 – DM 1,–

Heft 4 Dr. VICTOR VÂLCOVICI / Une extension des liaisons non holonomes et des principes variationnels 39 Seiten – 8° – 1958 – DM 2,40

Heft 5 Dr. ROLF KLÖTZLER / Beiträge zur Theorie mehrdimensionaler Variationsprobleme mit geknickten Extremalen 72 Seiten – 8° – 1958 – DM 4,30

Heft 6 Prof. Dr. PAULA HERTWIG / Strahlenschäden und Strahlenschutz im zellulären Bereich. 43 Seiten — 14 Abbildungen — 4 Tafeln — 6 Tabellen — 8° — 1957 — DM 2,—

Heft 7 Prof. Dr. WILHELM TREIBS / Entwicklungslinien der organischen Chemie 25 Seiten — 8° — 1957 — DM 1,40

Band 103

Heft 1 Prof. Dr. GEORG SPACKELER / Über die Möglichkeit einer Lieferung von Magnesiumsulfat als Düngemittel seitens des Kalibergbaus der Deutschen Demokratischen Republik
Prof. Dr. ANTON ARLAND / Magnesium im Landbau
38 Seiten — 1 Abbildung — 2 Landkarten — 8° — 1958 — DM 1,90

Heft 2 Prof. Dr. HEINRICH BREDT / Über den Tod. Eine naturwissenschaftliche Betrachtung 26 Seiten — 8° — 1958 — DM 1,10 *(vergriffen)*

Heft 3 Dr. HANS WUSSING / Über Einbettungen endlicher Gruppen 38 Seiten — 8° — 1958 — DM 2,50

Heft 4 Prof. Dr. ERNST NEEF / Über die Veränderlichkeit unserer geographischen Umwelt 19 Seiten — 8° — 1959 — DM 1,20

Heft 5 Prof. Dr. WOLFGANG LANGENBECK / Zur Biochemie der Spurenmetalle. Mit Diskussionsbeiträgen 16 Seiten — 4 Tabellen — 8° — 1959 — DM 1,—

Heft 6 Prof. Dr. HANS SCHUBERT / Dr. ERICH SCHINCKE / Die Berechnung einer zirkulationslosen Unterschallströmung um den Kreiszylinder mit der Hodographenmethode 42 Seiten — 12 Abbildungen — 4 Tabellen — 8° — 1959 — DM 4,20

Heft 7 Prof. Dr. PAULA HERTWIG / Anpassung, Vererbung und Evolution 35 Seiten — 14 Abbildungen — 8° — 1959 — DM 3,20

Band 104

Heft 1 Prof. Dr. KARL SCHMALFUSS / Über das Ausmaß der biologischen Bindung des elementaren Stickstoffs. Der Einfluß assimilierbarer Stickstoffverbindungen 19 Seiten — 2 Abbildungen — 6 Tabellen — 8° — 1960 — DM 1,35

Heft 2 Prof. Dr. ANTON LISSNER / Charakteristische Eigenschaften der Braunkohlen 20 Seiten — 10 Abbildungen — 3 Tabellen — 8° — 1960 — DM 2,—

Heft 3 Prof. Dr. FRITZ STATHER / Zur Charakteristik pflanzlicher und synthetischer Gerbstoffe und deren kombinierte Verwendung bei der Gerbung 19 Seiten — 8° — 1960 — DM 1,10

Heft 4 Prof. Dr. HEINRICH PRELL / Bemerkungen zur Geschichte der englischen Längenmaß-Systeme 74 Seiten — 3 Tabellen — 8° — 1962 — DM 4,90

Heft 5 Prof. Dr. OTT'HEINRICH KELLER / Zur Berechnung des Galoisschen Körpers und der Galoisschen Gruppe einer Gleichung in erträglich vielen Schritten 23 Seiten — 8° — 1961 — DM 2,—

Heft 6 Dr. ROLF KLÖTZLER / Die Konstruktion geodätischer Felder im Großen in der Variationsrechnung mehrfacher Integrale 84 Seiten — 1 Abbildung — 8° — 1961 — DM 7,—

Heft 7 Prof. Dr. ARTHUR SIMON / Gitteraufbau und Katalyse bei der Gasentschwefelung 21 Seiten — 16 Abbildungen — 8° — 1961 — DM 2,10

Band 105

Heft 1 Prof. Dr.-Ing. FRITZ OBENAUS / An der Grenze zwischen Hochspannungstechnik und Physik 19 Seiten — 14 Abbildungen — 8° — 1961 — DM 2,40

Heft 2 *Vorliegendes Heft*

Bestellungen durch eine Buchhandlung erbeten

Vor 1945 erschienene Berichte antiquarisch durch den Akademie-Verlag, Berlin zum Teil noch lieferbar

AKADEMIE-VERLAG · BERLIN

FSC
www.fsc.org
MIX
Papier | Fördert
gute Waldnutzung
FSC® C083411

Zeitfracht Medien GmbH
Ferdinand-Jühlke-Straße 7
99095 Erfurt, Deutschland
produktsicherheit@kolibri360.de